“贵州乡村振兴”书系获
贵州出版集团有限公司出版专项资金
资　助

“农村健康生活知识手册”丛书

脑卒中

防治知识手册

贵州省疾病预防控制中心 / 编

周　婕　王艺颖 / 主编

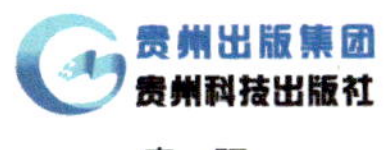

·贵　阳·

图书在版编目（CIP）数据

脑卒中防治知识手册 / 贵州省疾病预防控制中心编 ；周婕，王艺颖主编. -- 贵阳 : 贵州科技出版社，2023.6

（“农村健康生活知识手册”丛书）

ISBN 978-7-5532-1229-6

Ⅰ. ①脑… Ⅱ. ①贵… ②周… ③王… Ⅲ. ①脑血管疾病－防治－手册 Ⅳ. ①R743-62

中国国家版本馆CIP数据核字(2023)第127142号

脑卒中防治知识手册

NAOCUZHONG FANGZHI ZHISHI SHOUCE

出版发行	贵州出版集团　贵州科技出版社
地　　址	贵阳市观山湖区会展东路 SOHO 区 A 座（邮政编码：550081）
出 版 人	王立红
经　　销	全国各地新华书店
印　　刷	贵州新华印务有限责任公司
版　　次	2023 年 6 月第 1 版
印　　次	2023 年 6 月第 1 次
字　　数	46 千字
印　　张	2.5
开　　本	787 mm x 1092 mm　1/32
定　　价	12.00 元

“贵州乡村振兴”书系编委会

“农村健康生活知识手册”丛书编委会

主　编：杨光红　刘　涛

副主编：李进岚　周光荣　叶新贵　郭　华

编　委：（按姓氏笔画排序）

王艺颖　韦　杰　叶新贵　冯　军
吉　维　朱　玲　任豫晋　向　杰
刘　涛　刘　浪　李进岚　李海蛟
杨　静　杨光红　吴延莉　吴明军
何昱颖　余丽莎　余昭锐　汪姜涛
宋鸿碧　张　佼　张　骥　张益霞
陈　琦　陈慧娟　罗成功　周　婕
周亚娟　周光荣　赵否曦　胡远东
姚蕴桐　贺瑶瑶　徐莉娜　郭　华
蒋茂林　嵇云鹏

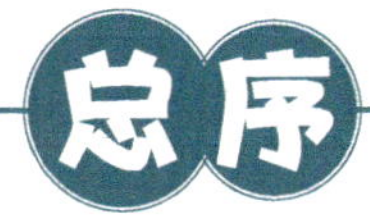

总序

“贵州乡村振兴”书系诞生于如火如荼实施的乡村振兴战略大背景之中，从立意、策划、约请作者、编辑书稿、整体设计，直至当前首批成果即将付梓，时间已过去三年。三年中，书系历经多次思路的调整和具体方案的修改，人事也多有变更，但书系所有参与者为乡村种植、养殖产业发展提供技术服务，为乡村生态文明建设提供价值引领，为乡村振兴取得新成果进行总结与宣传的“初心”，迄今没有改变。

编辑出版“贵州乡村振兴”书系，主要目的是让最前沿的科学知识和成熟的实用技术尽快转化为解决实际问题的要素和生产力提升的推进器。伴随着“贵州乡村振兴”书系抵达田间地头，实用知识和技术“飞入寻常百姓家”。在中国这样有着悠久历史的农业大国，农业科学技术日新月异，不断地推动着种植业、养殖业的发展；与此同时，我国是人口大国，为人民健康保驾护航的医学同样发展迅速。快速发展意味着科学知识、实用技术更新迭代的加快，只有使用最新的成熟技术和知识，才能为贵州产业发展、生态环保、健康生活提供保障，满足广大群众的期盼和渴求。书系中的各个板块，都力图将相关领域最新科学知识和技术化繁为简、化难为易，让阅读该书的广大群众尽快掌握和运用。

在形式上，书系以图文搭配、图文互彰的活泼形式，让严谨的科技知识更易被普通群众接受。书系的主要服务对象为活跃在田间地头的科技特派员、村里的种植户与养殖户（包括合作社、公司等负责人）、农村特殊人群（如患常见疾病的病人、职业病病人、孕产妇、老年人、儿童等）、驻守一线的村干部、返乡大学生、农技员等，如何将正确的理念、前沿的知识、优秀的技术“接地气”地传达给他们，经调查研究、试验、甄别，参考优秀“三农”图书，最终，我们采用科普读物、学术专著兼具，但对科普有所偏重的组织架构。其中，科普读物采用清晰明了的图片、图示配合简明易懂的文字这一出版形式：文字简洁，可以让读者直接抓住实用知识和信息，不走弯路，节省时间；清晰的图片、图示，既可将方块字、数据蕴含的信息可视化，又能丰富和补充文字信息，甚至能呈现由于文字自身的模糊性而无法清楚传递的信息。活泼的设计也有助于调节视觉疲劳和阅读节奏，让纯粹以获取知识和技能、解决问题和困难为目的的阅读不再枯燥乏味。此外，书系中大部分图书采用了口袋书设计，便于携带。

书系的作者，都是在相关领域有扎实的专业知识的。在种植、养殖板块，我们邀请了从事教学和研究多年的专家，以及长期深入田间地头指导具体操作的科技特派员和农技员；在健康板块，作者都从医多年，对于农村人群健康素养水平的提升、常见疾病的防治等经验丰富；在农村“五治”（治垃圾、治厕、治水、治房、治风）板块，我们邀请了从事规划和教学的专家……总之，书系作者既对自己研究的领域有扎实研究，又熟悉贵州的气候、资源禀赋、地形地貌等，与此同时，他们还十分了解这片土地上生活着的人们内心的期待和需求，有着以自身所学所研回馈这片土地的质朴赤子情，也有着“将论文写在大地上”的奋斗精神。

“贵州乡村振兴”书系目前包含“生态农村建设系列”丛书、“农村健康生活知识手册”丛书、“茶叶栽培加工技术手册”丛书、“特色中药材种植养殖技术手册”丛书、“林木作物、农作物种植技术手册”丛书、“畜禽养殖技术手册”丛书、“水产生态养殖技术手册”丛书、“农技员培训系列”丛书等。随着乡村振兴战略的实施，我们也将适时新增板块，以配合和助力贵州乡村振兴的强力推进。当然，虽名为“贵州乡村振兴”书系，主要是为配合贵州乡村振兴工作而策划，但也适用于国内其他部分省（区、市）。

贵州曾是全国脱贫攻坚主战场，当前则是全国乡村振兴战略实施的主战场，统筹城乡一体化发展的任务十分艰巨。

希望“贵州乡村振兴”书系的推出，可以切实助力于“新型工业化、新型城镇化、农业现代化、旅游产业化”目标的实现，乃至助力于全面建成社会主义现代化强国和实现中华民族伟大复兴。

是为序。

中国工程院院士

贵州大学校长

2023年3月

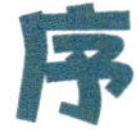

提升农村群众健康素养水平是实施乡村振兴战略的重要前提，是农村经济社会发展的重要基础，是巩固拓展脱贫攻坚成果的重要保障。2021年，中央一号文件《中共中央　国务院关于全面推进乡村振兴加快农业农村现代化的意见》专门提出：全面推进健康乡村建设，加强妇幼、老年人、残疾人等重点人群健康服务，加强对农村留守儿童和妇女、老年人以及困境儿童的关爱服务。2022年，《国务院关于支持贵州在新时代西部大开发上闯新路的意见》（国发〔2022〕2号）进一步提出：推进健康贵州建设，提升基层卫生健康综合保障能力。2023年，《中共中央　国务院关于做好2023年全面推进乡村振兴重点工作的意见》提出：加强农村老幼病残孕等重点人群医疗保障，最大限度维护好农村居民身体健康。

我国现有5亿多农村人口，其中外出务工人员，以及留守老人、留守儿童等特殊人群占很大比例。贵州省疾病预防控制中心的监测数据显示，贵州农村人群的死亡率高于全国及西部平均水平，因慢性病导致的死亡人数占农村全部死亡人数的84.0%。2018年，贵州农村居民接受健康体检的比例仅有32.2%，低于城市地区比例（41.0%），而高血压、糖尿病等慢性病的患病率，农村与城市已没有差异。

如何做好巩固拓展脱贫攻坚成果和乡村振兴的有效衔接，如何推进健康乡村建设，开展健康知识的普及与宣传，增强农村群众的文明卫生意识和健康素养水平，是巩固拓展健康扶贫成果、实施乡村振兴战略的重要课题。

欣闻“贵州乡村振兴”书系即将出版，其中由贵州省疾病预防控制中心牵头编写的“农村健康生活知识手册”丛书以图文并茂的形式，围绕当前农村地区的常见病、多发病以及广大农村群众关心的健康问题，不仅介绍了高血压、糖尿病等常见病的防治知识，老年人、儿童、孕产妇等重点人群的健康管理方法，农村常见毒蘑菇识别要点，农村常见意外伤害、自然灾害防治知识等，还对农村群众就业、就医中急需的职业病防治、医保政策要点以及合理用药、免疫接种、膳食营养等知识进行了科普宣传，内容深入浅出，文字通俗易懂，契合农村群众的实际需要。这种形式的健康科普非常符合世界卫生组织提出的“将健康融入所有政策（Health in All Policies，HiAP）”的方针，必能为提升广大农村群众的健康素养水平发挥积极的作用。

衷心祝愿阅读该丛书的广大农村群众，更加健康，更加幸福！

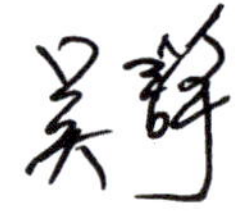

2023 年 2 月 1 日

（吴静为中国疾病预防控制中心慢性非传染性疾病预防控制中心主任，研究员）

目 录

第一篇

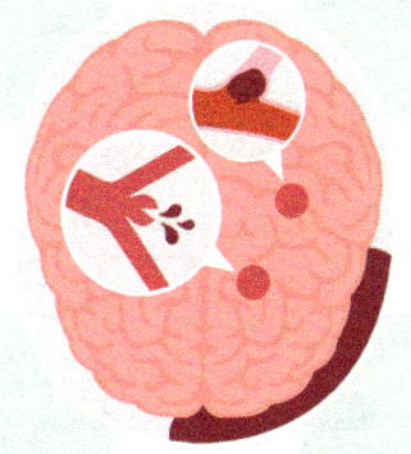

什么是脑卒中？

脑卒中的定义

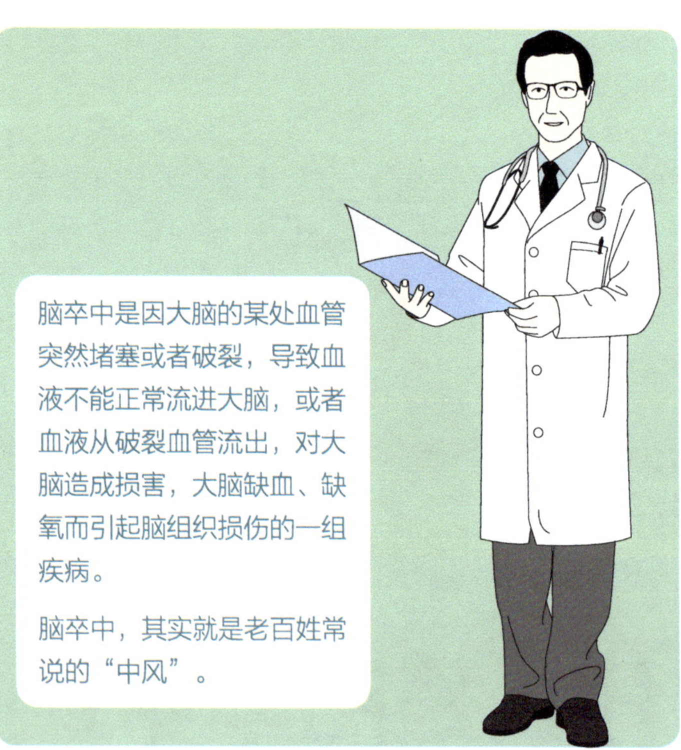

脑卒中是因大脑的某处血管突然堵塞或者破裂，导致血液不能正常流进大脑，或者血液从破裂血管流出，对大脑造成损害，大脑缺血、缺氧而引起脑组织损伤的一组疾病。

脑卒中，其实就是老百姓常说的“中风”。

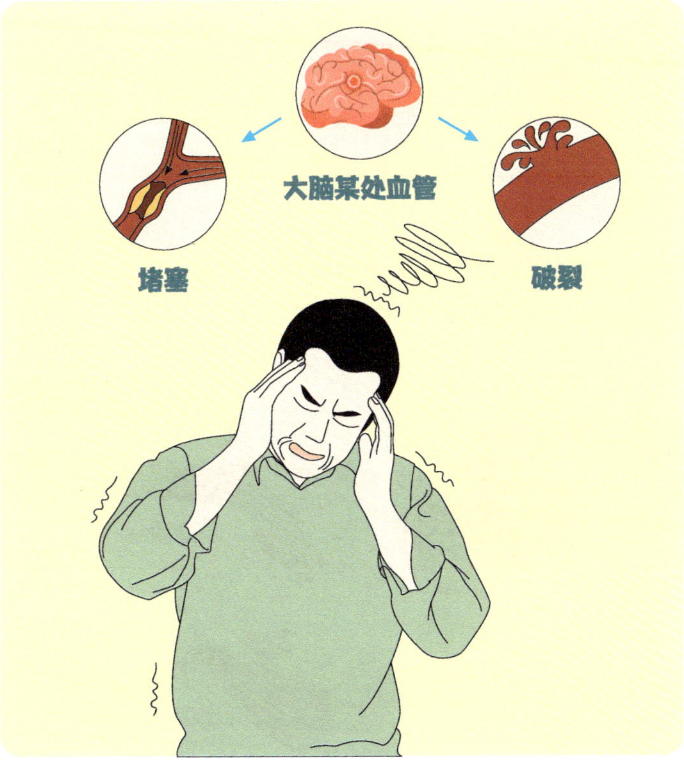

大脑某处血管

堵塞

破裂

脑卒中的分型

脑卒中通常分为缺血性脑卒中（即脑梗死）和出血性脑卒中（即脑出血、蛛网膜下腔出血等）两大类。

★ **缺血性脑卒中：**大脑中某处血管堵塞，脑部血液供应障碍，会引起脑组织缺氧、缺血，就会发生缺血性脑卒中。

★ **出血性脑卒中：**大脑中某处血管破裂，血液从血管破裂处流出，就会发生出血性脑卒中。

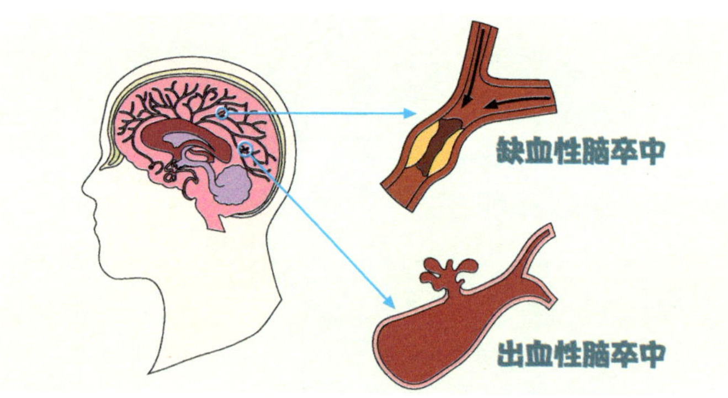

第二篇

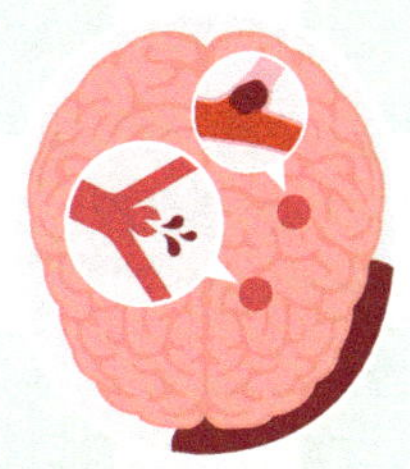

为什么会发生脑卒中？

脑卒中的病因

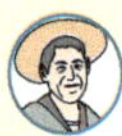

康博士，脑卒中的病因有哪些？

脑卒中的病因有两个：一是脑部供血血管血栓或动脉粥样硬化斑块堵塞脑血管；二是血压过高或血管异常，导致脑血管破裂。

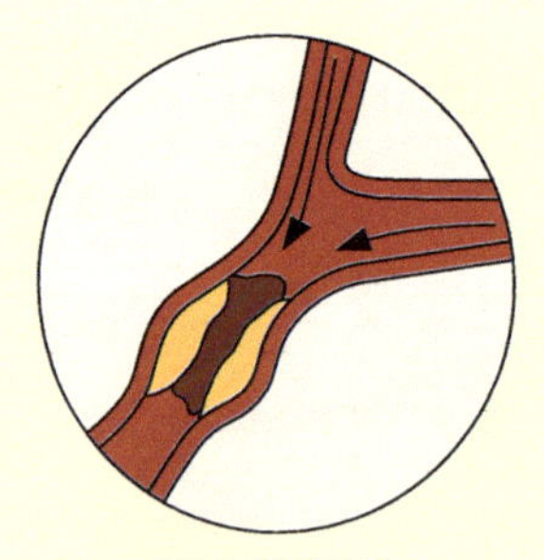

脑血管堵塞

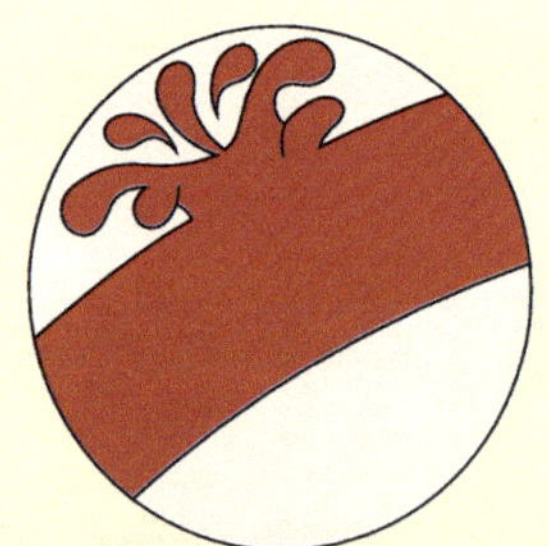

脑血管破裂

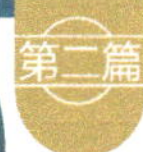

容易发生脑卒中的时刻

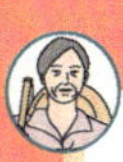

康博士，哪些时刻容易发生脑卒中?

情绪过度兴奋时，从暖和空间突然到寒冷空间时，上厕所用力过猛时，职场压力过大时，夏天运动大量出汗时，冬天洗澡时，都容易发生脑卒中。

情绪过度兴奋

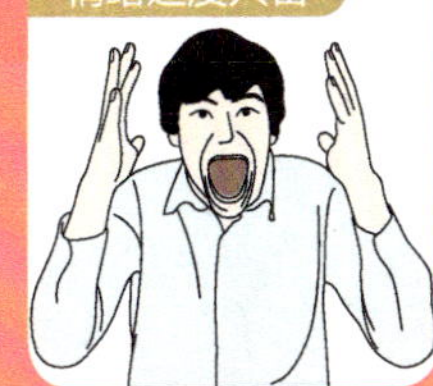

从暖和空间突然到寒冷空间

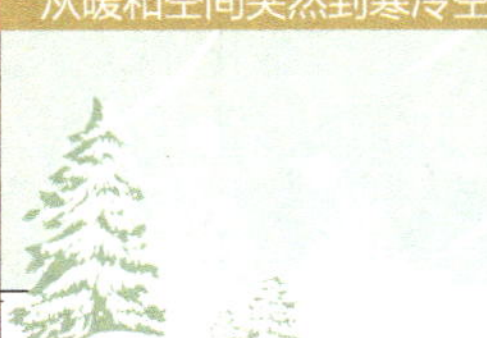

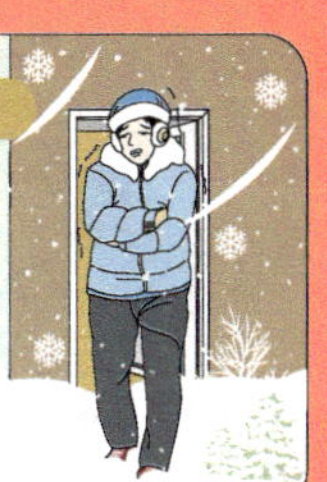

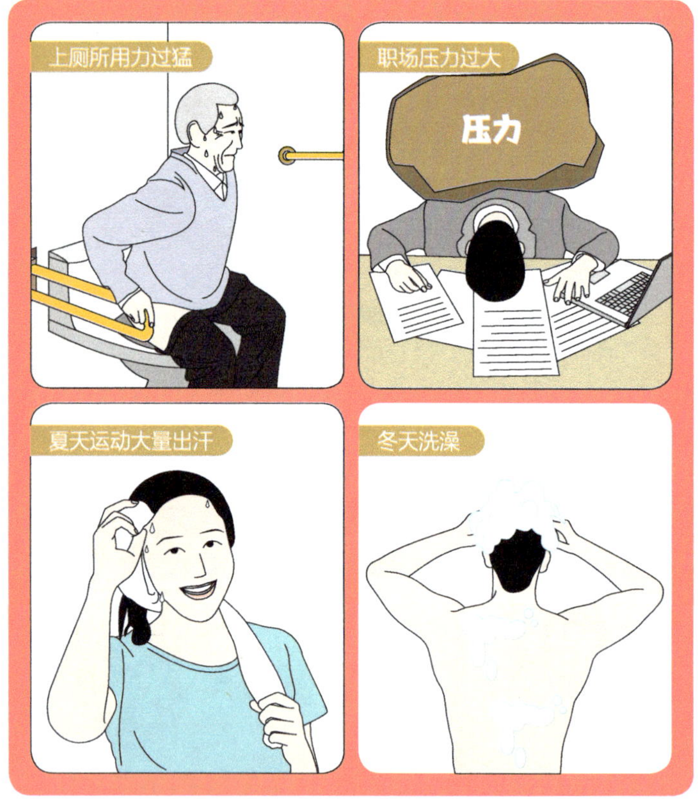
上厕所用力过猛
职场压力过大
压力
夏天运动大量出汗
冬天洗澡

第三篇

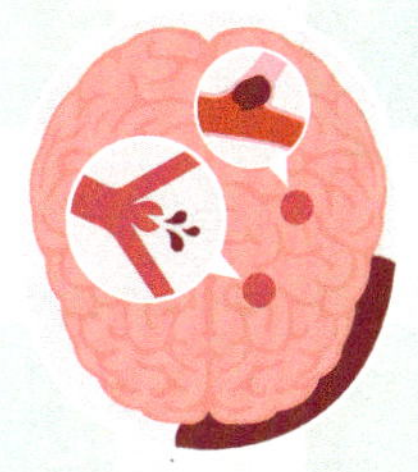

脑卒中的危险因素有哪些？

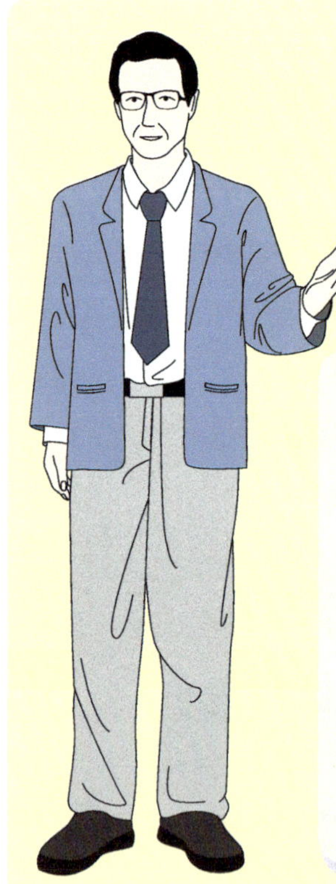

脑卒中的危险因素分为可干预因素与不可干预因素两大类。

★ **不可干预因素：**年龄、性别、种族、遗传因素等。

★ **可干预因素：**高血压、糖代谢异常、血脂异常、心脏病、无症状性颈动脉粥样硬化、睡眠呼吸障碍，以及不良的生活方式等。

高血压

高血压是脑卒中最主要的危险因素，患高血压的人发生脑卒中的概率是血压正常的人的5倍，必须引起重视。

诊室及诊室外高血压诊断标准详见表1。

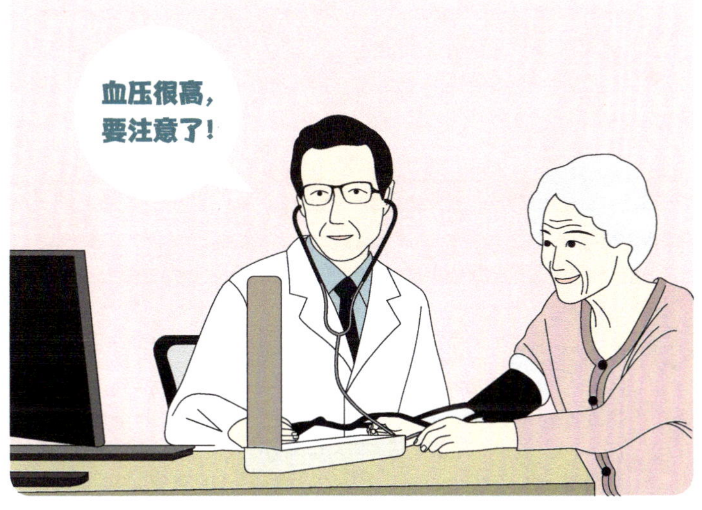

表1　诊室及诊室外高血压诊断标准

单位：mmHg

分　类	收缩压		舒张压
诊室测量血压	≥140	和/或	≥90
动态血压监测			
白天	≥135	和/或	≥85
夜间	≥120	和/或	≥70
24小时	≥130	和/或	≥80
家庭自测血压	≥135	和/或	≥85

资料来源：《国家基层高血压防治管理指南（2020版）》。

注：1.动态血压监测、家庭自测血压为平均血压。

2.收缩压≥140 mmHg和/或舒张压≥90 mmHg中的“和/或”包括3种情况，即收缩压≥140 mmHg且舒张压≥90 mmHg，收缩压≥140 mmHg且舒张压＜90 mmHg，收缩压＜140 mmHg且舒张压≥90 mmHg。下文出现的“和/或”与此处意义类同。

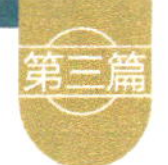

糖代谢异常

糖代谢异常一般指空腹血糖受损、糖耐量减低及糖尿病。

空腹血糖受损和糖耐量减低统称为糖调节受损，也叫作糖尿病前期。糖尿病前期为脑卒中的危险因素。与血糖正常的人相比，糖尿病前期患者发生脑卒中的风险更高。

研究表明，糖尿病增加了患缺血性脑卒中及颅内出血的风险，并且随着糖尿病病史的延长，发病风险逐年增加。此外，与血糖正常的人相比，糖尿病患者缺血性脑卒中的发病年龄更低。

糖尿病诊断标准见表2，高血糖状态分类见表3。

表2 糖尿病诊断标准

诊断标准	静脉血浆葡萄糖或糖化血红蛋白A1c水平
典型糖尿病症状	
加上随机血糖	≥11.1 mmol/L
或加上空腹血糖	≥7.0 mmol/L
或加上口服葡萄糖耐糖试验2小时血糖	≥11.1 mmol/L
或加上糖化血红蛋白A1c	≥6.5%
无糖尿病典型症状者，需改日复查确认	

资料来源：《国家基层糖尿病防治管理指南（2022）》。

注：1.典型糖尿糖症状包括多饮、多尿、多食、不明原因体重下降。

2.随机血糖指不考虑上次用餐时间，一天中任意时间的血糖。

3.空腹指至少8小时没有进食。

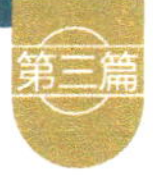

表3　高血糖状态分类

单位：mmol/L

糖代谢分类	静脉血浆葡萄糖	
	空　腹	口服葡萄糖耐糖试验2小时
空腹血糖受损	6.1～<7.0	<7.8
糖耐量减低	<7.0	7.8～<11.1
糖尿病	≥7.0	≥11.1

资料来源：《国家基层糖尿病防治管理指南（2022）》。

血脂异常

血脂异常包括胆固醇或甘油三酯水平异常升高，以及低密度脂蛋白胆固醇水平升高或者高密度脂蛋白胆固醇水平降低。

总胆固醇、低密度脂蛋白胆固醇、甘油三酯升高会增加缺血性脑卒中的风险。

中国动脉粥样硬化性心血管疾病一级预防低危人群血脂指标的参考标准见表4。

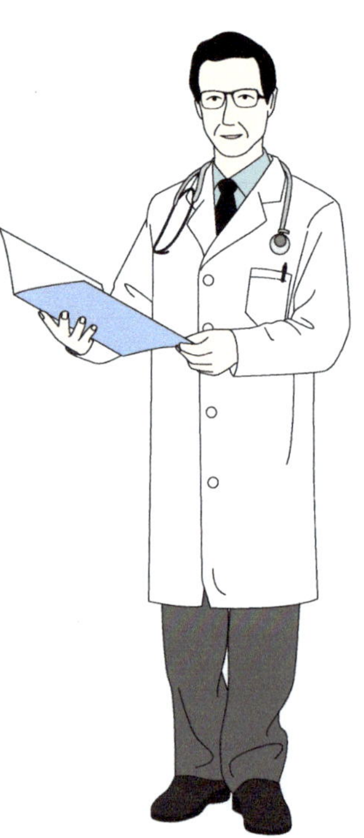

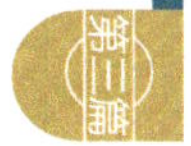

表4　中国动脉粥样硬化性心血管疾病一级预防低危人群血脂指标的参考标准

分类	总胆固醇	低密度脂蛋白胆固醇	高密度脂蛋白胆固醇	甘油三酯	非高密度脂蛋白胆固醇	脂蛋白（a）
理想水平	—	<2.6	—	—	<3.4	—
合适水平	<5.2	<3.4	—	<1.7	<4.1	<300
边缘升高	≥5.2且<6.2	≥3.4且<4.1	—	≥1.7且<2.3	≥4.1且<4.9	—
升高	≥6.2	≥4.1	—	≥2.3	≥4.9	≥300
降低	—	—	<1.0	—	—	—

资料来源：《中国血脂管理指南（2023年）》。

注：脂蛋白（a）单位为mg/L，其余均为mmol/L。

心脏病

约 20% 的缺血性脑卒中是心源性栓子造成的，约 40% 的不明原因的脑卒中可能是心源性脑卒中。

心脏病会增加血栓栓塞性脑卒中的风险，常见心脏病类型有以下几种：

★ 心房颤动。

★ 左心房血栓。

★ 原发性心脏肿瘤。

★ 扩张性心肌炎。

★ 冠状动脉粥样硬化性心脏病。

★ 心脏瓣膜病

★ 心内膜炎。

本页数据资料来源于《中国脑卒中防治指导规范（2021 年版）》。

无症状性颈动脉粥样硬化

无症状性颈动脉粥样硬化是指患者存在颈动脉粥样硬化，但过去 6 个月内没有颈动脉灌注区缺血性脑卒中或短暂性脑缺血发作的病史，或仅有头晕、轻度头痛。这种情况常会被患者及其家属误认为是颈椎疾病，没有引起充分的重视。

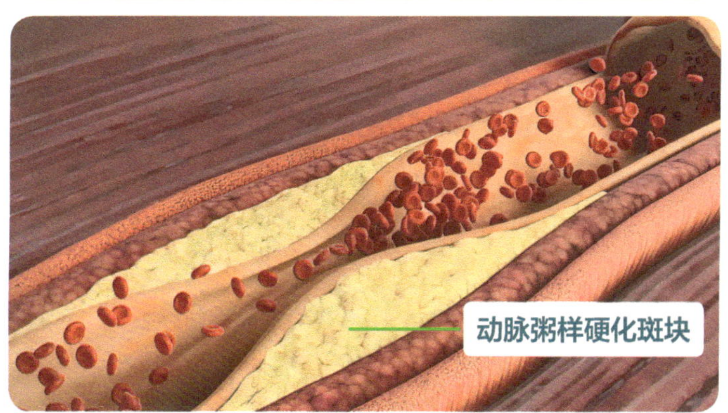

无症状不等于无危险！！！

动脉粥样硬化斑块有脱落的危险，一旦脱落，极有可能导致栓塞，发生缺血性脑卒中，必须引起重视。

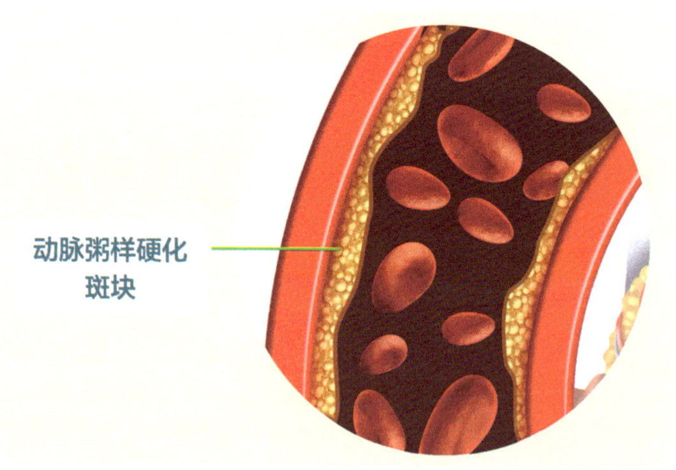

睡眠呼吸障碍

睡眠呼吸障碍是以睡眠中发生异常呼吸事件为特征的一组与睡眠相关的呼吸疾病，包括睡眠低通气综合征、阻塞性睡眠呼吸暂停低通气综合征、上气道阻力综合征、陈-施呼吸综合征等。

研究表明，睡眠呼吸障碍会增加脑卒中的发病率、复发率和致死率，必须引起重视。

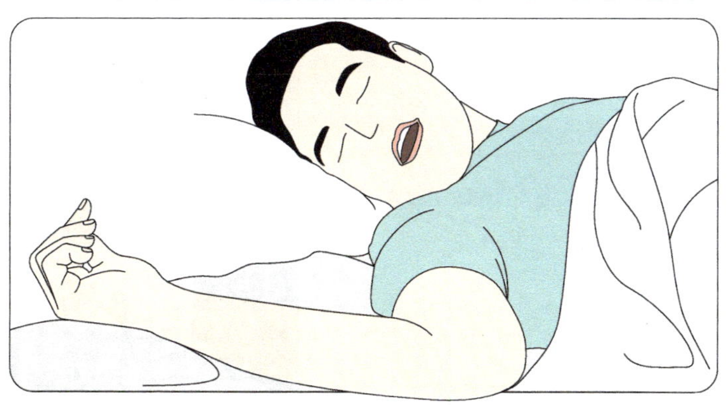

不良的生活方式

吸　烟

吸烟是缺血性脑卒中重要的独立危险因素。

吸烟可使缺血性脑卒中的相对危险增加90%，使蛛网膜下腔出血的危险增加近2倍。

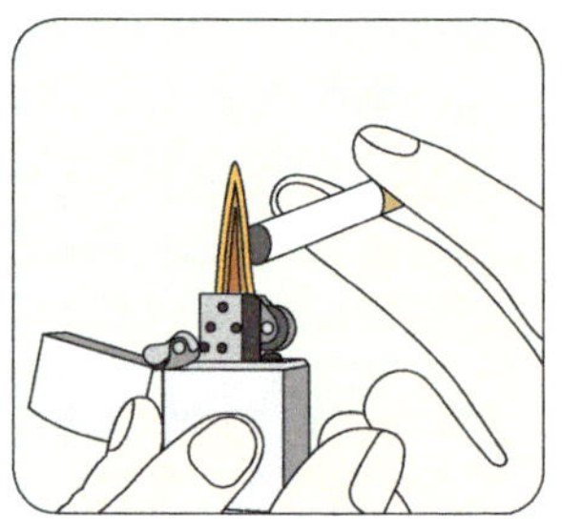

过量饮酒

过量饮酒会增加脑卒中发生风险。

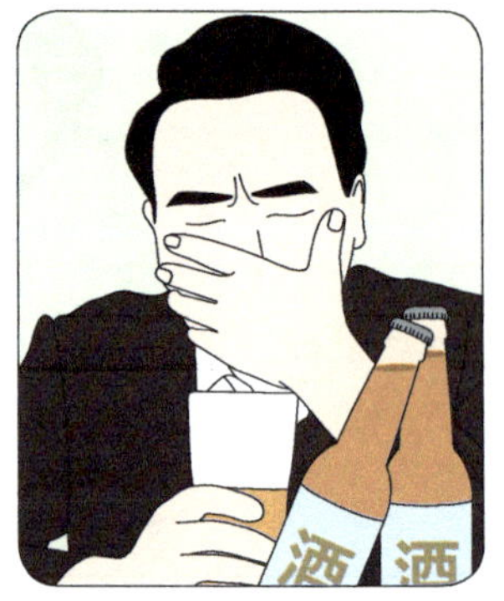

缺乏运动

有研究显示，经常进行体力活动者发生脑卒中或死亡的风险较平时不运动者低 25% ~ 30%。

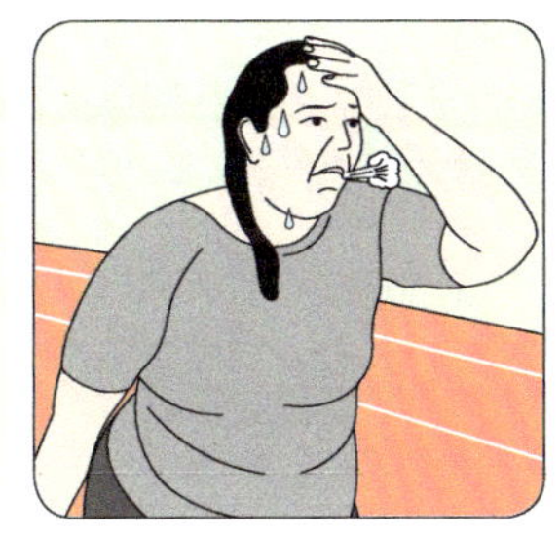

肥　胖

肥胖者可通过健康的生活方式、良好的饮食习惯及增加体力活动等措施减轻体重，这样既有利于控制血压，也可降低脑卒中的发生风险。

有研究表明，与体重正常者相比，超重者和肥胖者缺血性脑卒中的发生风险更高。

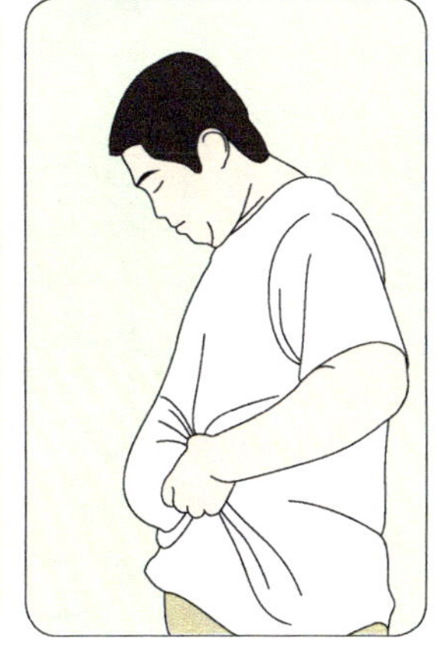

不健康的饮食

不健康的饮食可能会增加脑卒中的发生风险，合理膳食对预防脑卒中的发生有积极作用。

合理膳食可以通过控制脑卒中的多种危险因素（如高血压、肥胖、糖尿病等）来降低脑卒中的发生风险。

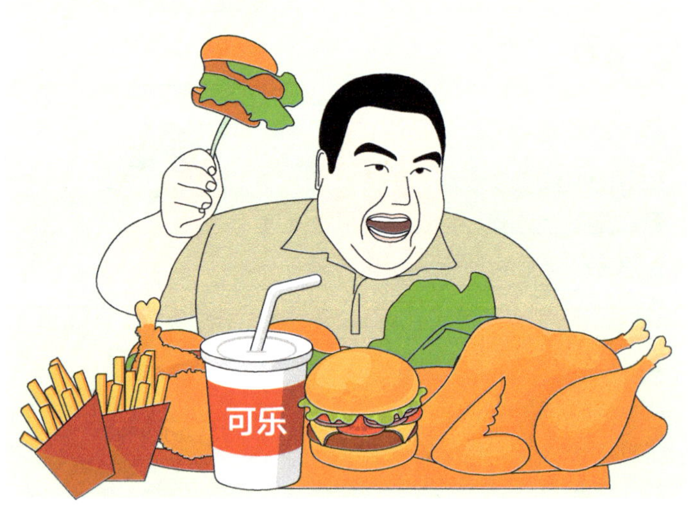

第四篇

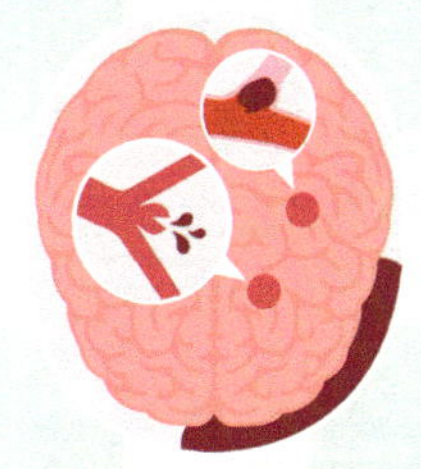

哪些人容易发生脑卒中？

易发生脑卒中的人群

康博士，生活中哪些人容易发生脑卒中？

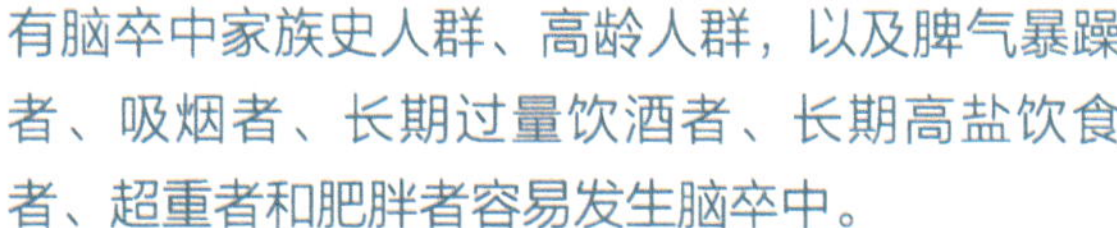

有脑卒中家族史人群、高龄人群，以及脾气暴躁者、吸烟者、长期过量饮酒者、长期高盐饮食者、超重者和肥胖者容易发生脑卒中。

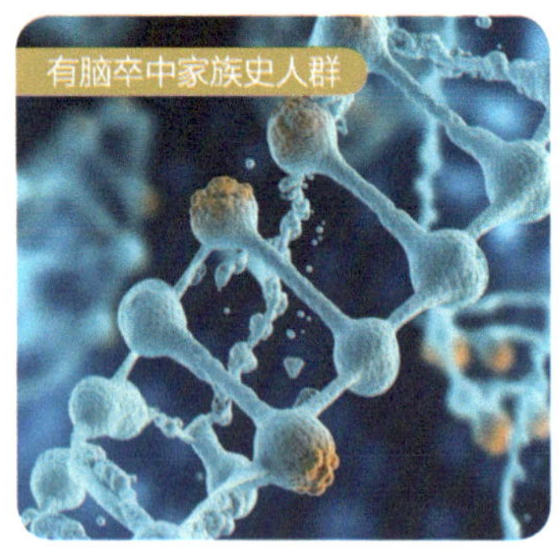

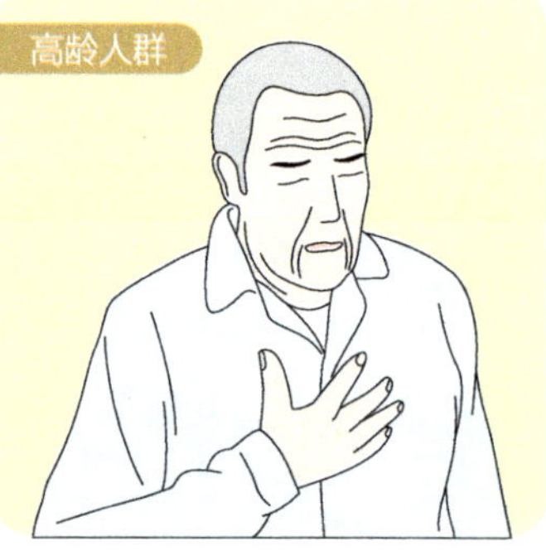

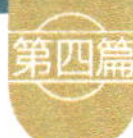
第四篇

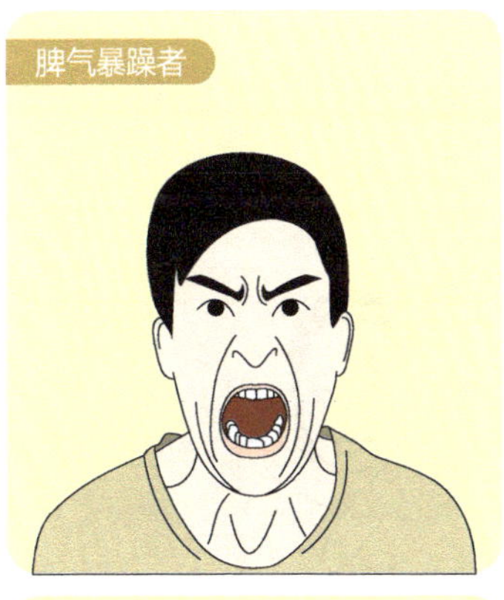
脾气暴躁者

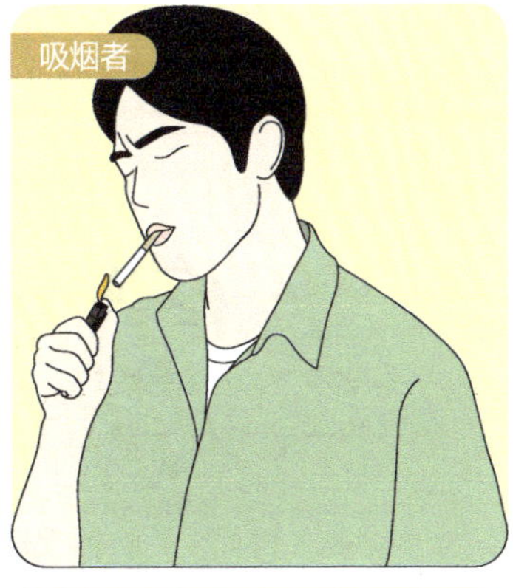
吸烟者

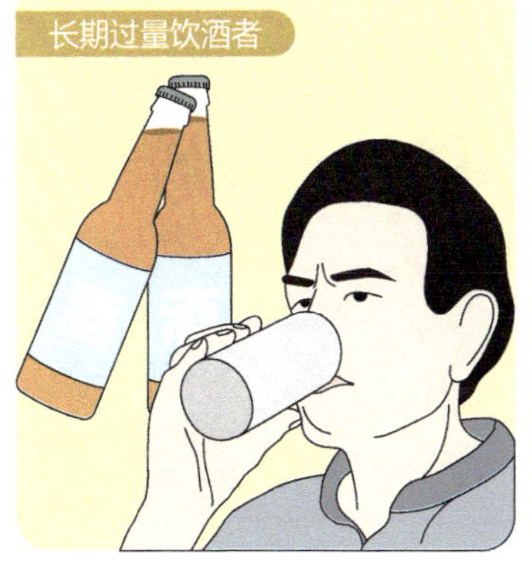
长期过量饮酒者

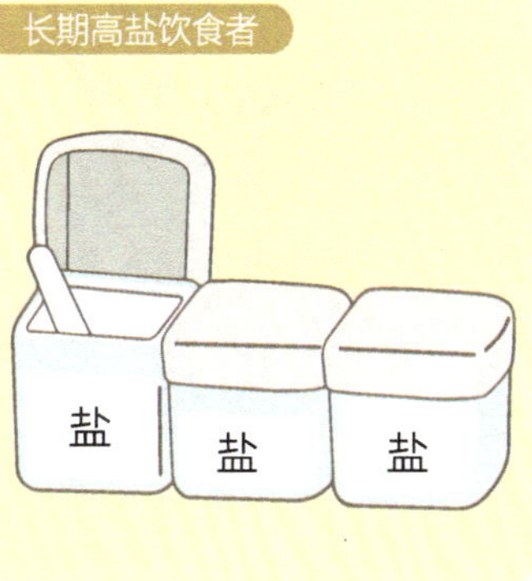
长期高盐饮食者
盐
盐
盐

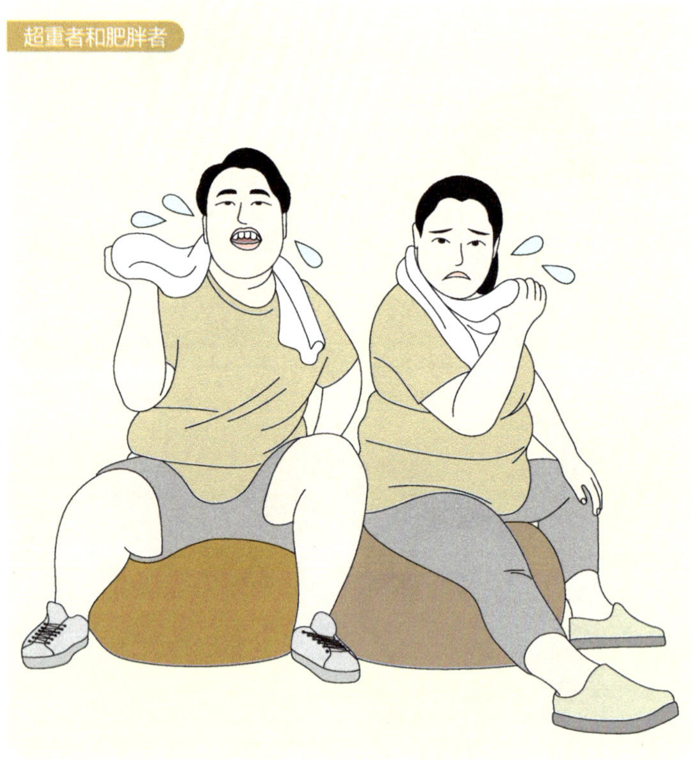
超重者和肥胖者

青少年也会发生脑卒中

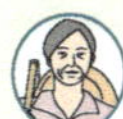

康博士，我孩子那么年轻，怎么会突然发生脑卒中呢?

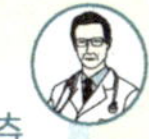

青少年脑卒中主要是由先天性动脉瘤或动脉畸形引起的。

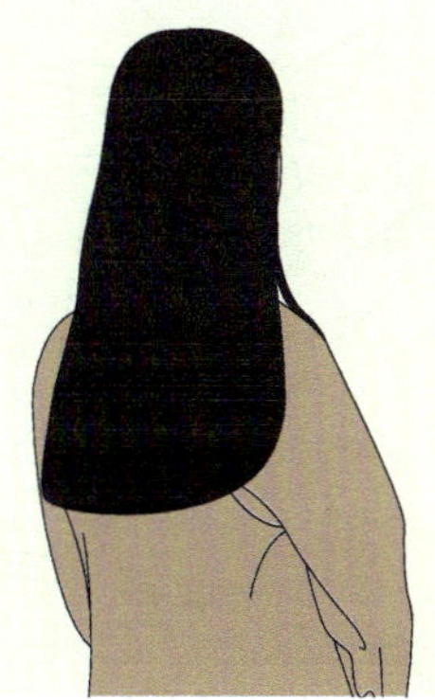

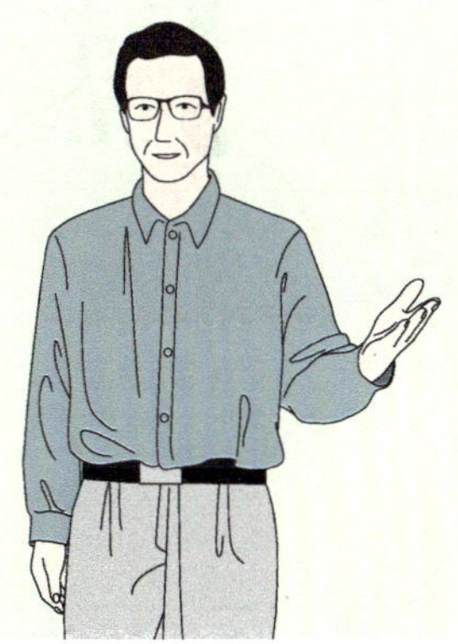

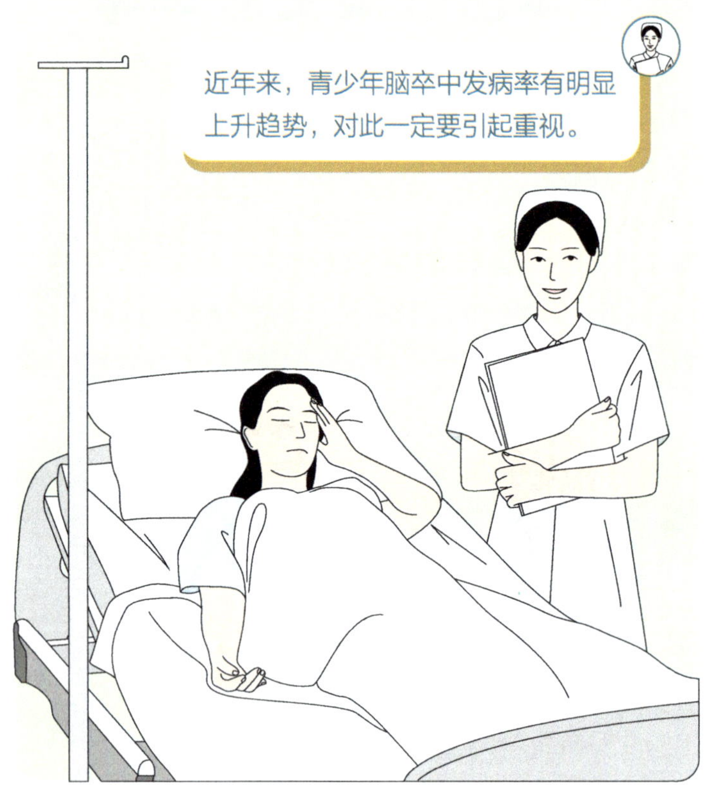
近年来，青少年脑卒中发病率有明显上升趋势，对此一定要引起重视。

第五篇

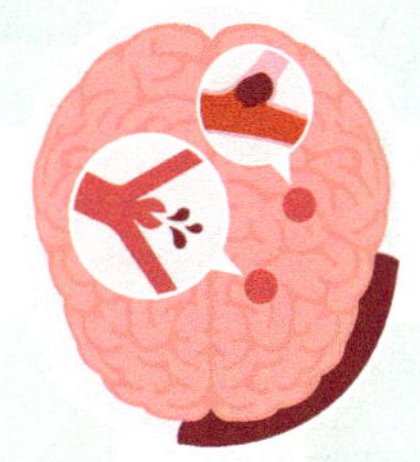

脑卒中有哪些症状？

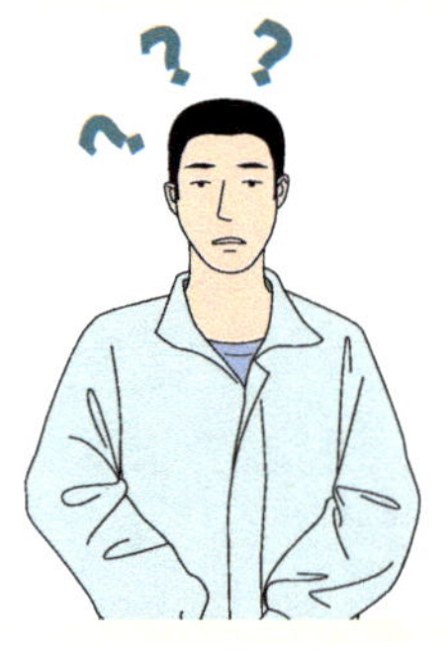

脑卒中有哪些常见症状呢？

脑卒中的常见症状有：意识丧失或抽搐，一侧肢体无力或麻木，一侧面部麻木或嘴角歪斜，一侧或两侧视力模糊或丧失，双眼向一侧凝视，眩晕伴呕吐，出现既往少见的严重头痛，说话不清楚或理解语言困难，等等。

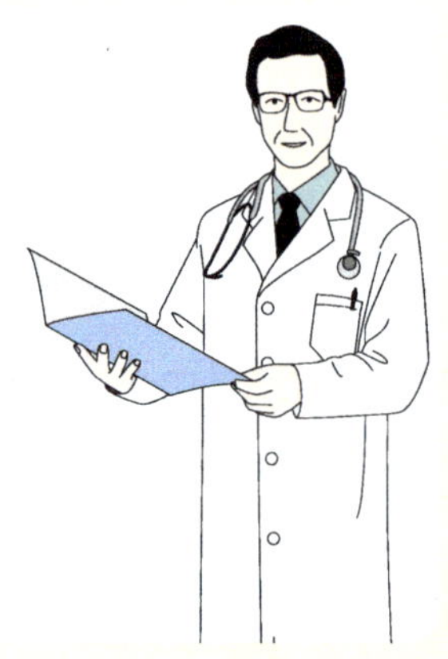

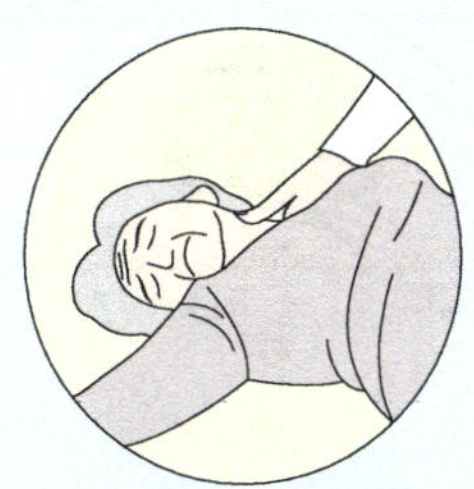

意识丧失或抽搐

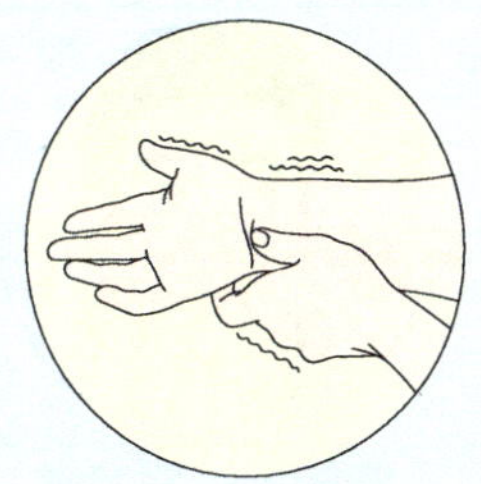

一侧肢体无力或麻木

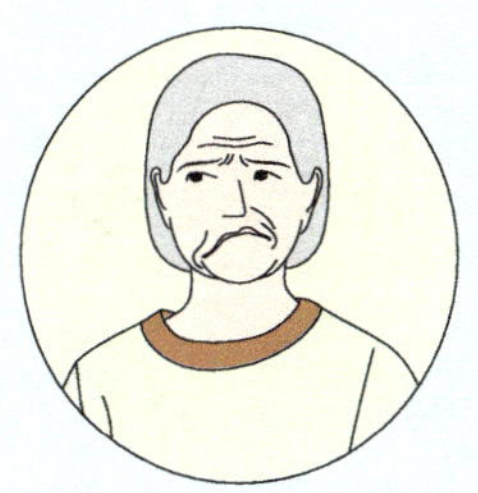

一侧面部麻木或嘴角歪斜

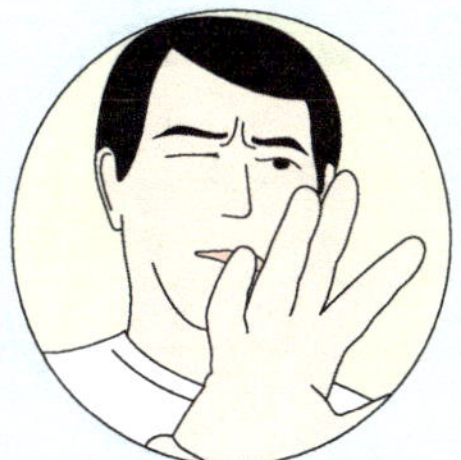

一侧或两侧视力
模糊或丧失

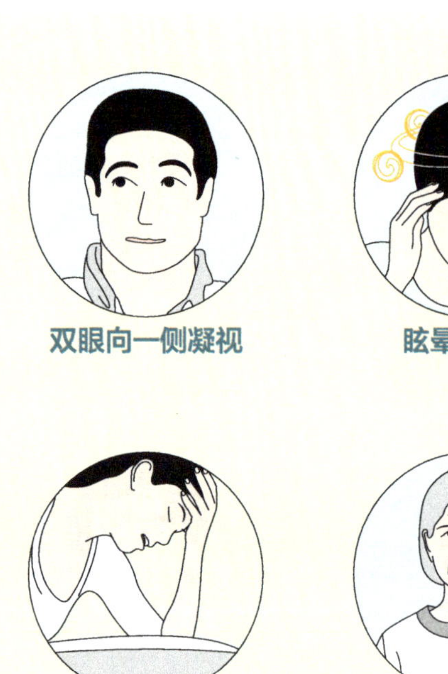
双眼向一侧凝视
眩晕伴呕吐
出现既往少见的严重头痛
说话不清楚或
理解语言困难
???

第六篇

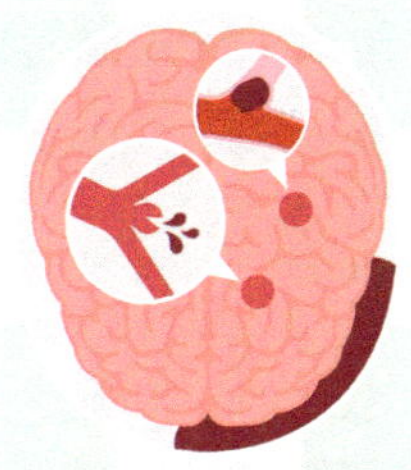

脑卒中会带来哪些危害？

据统计，每 4 个 25 岁以上的成年人中，就有 1 个人会发生脑卒中，且具发病率高、致残率高、致死率高、复发率高的“四高”特点，严重危害人类健康。

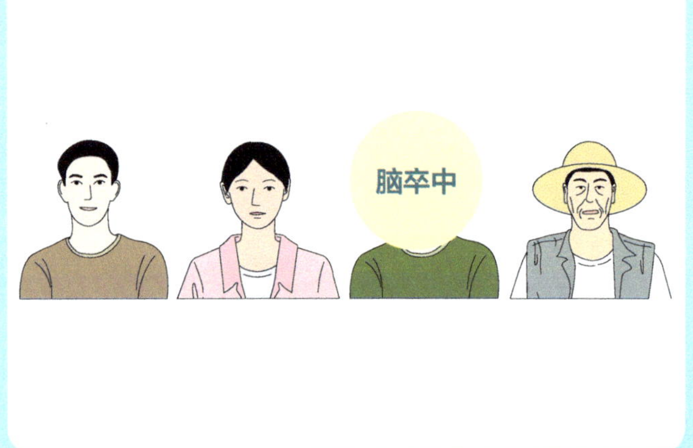

第六篇

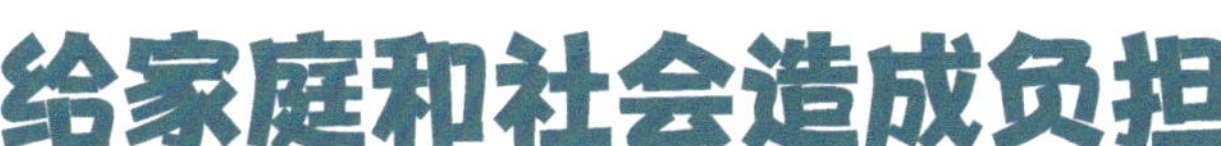

目前，脑卒中是世界第二大、我国第一大死亡原因。

近年来，我国脑卒中发病率呈上升趋势，部分患者可能会出现不同程度劳动力丧失或生活不能自理的情况，给患者家庭和社会造成沉重的负担。

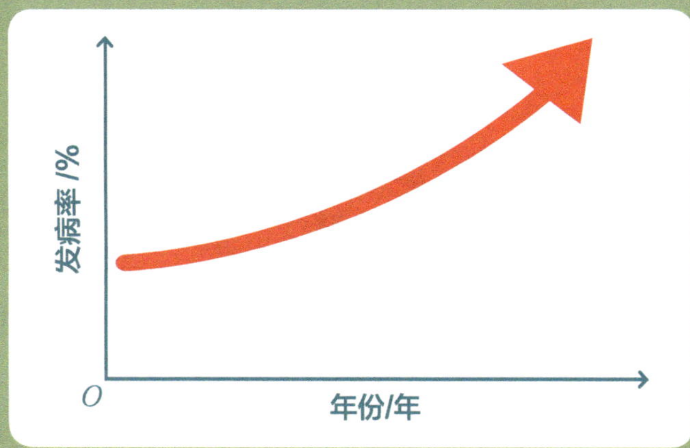

致残、致死

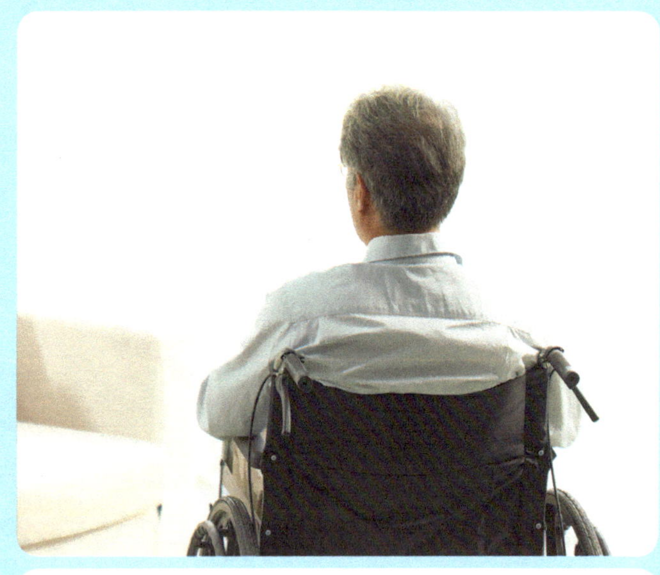

脑卒中如果未能得到及时治疗，可导致患者终身瘫痪，甚至死亡！

脑缺血时间越长，产生的危害越大。

每12秒就有1个人发生脑卒中，每21秒就有1个人死于脑卒中。

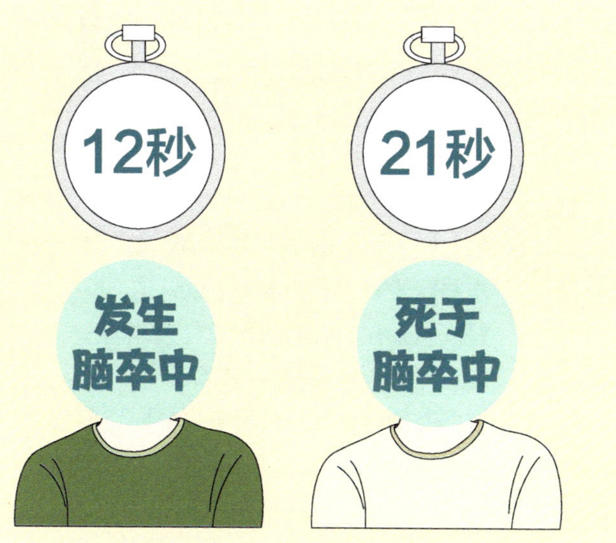

发生脑卒中的预兆

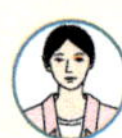

康博士，脑卒中发生前会出现哪些预兆呢？

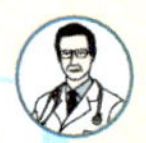

在脑卒中发生前常会出现突然口眼歪斜、流口水、眼前发黑、看东西重影、手脚无力和麻木、晕倒、头痛，以及走路跑偏、睡不醒、眼皮突然耷拉下来、站立或走路后头晕、爱忘事等症状。这些症状会在出现后几秒或几分钟内自行缓解，很容易被人忽略，但可能预示将发生脑卒中，必须提高警惕！

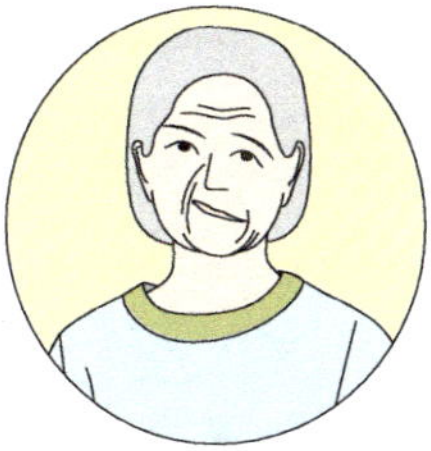

突然口眼歪斜

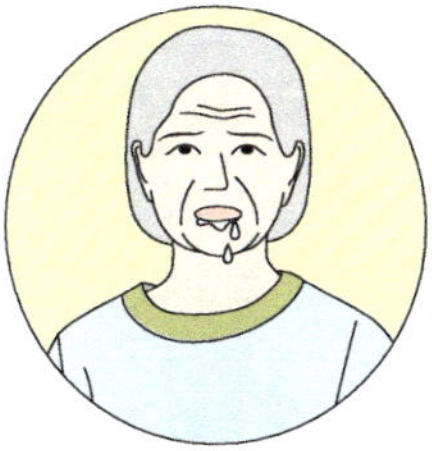

突然流口水

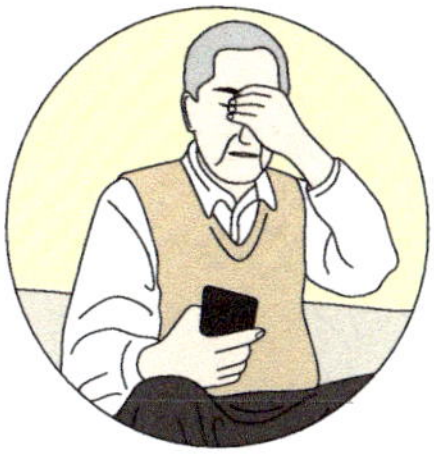

突然眼前发黑

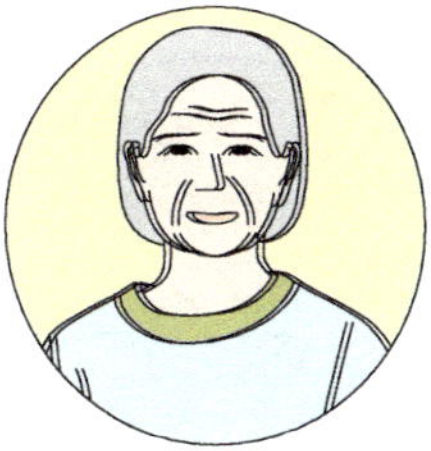

突然看东西重影

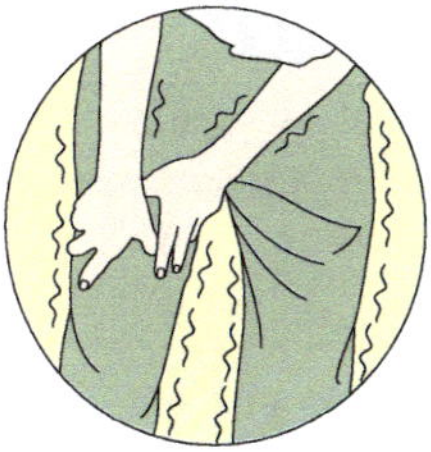

突然手脚无力和麻木

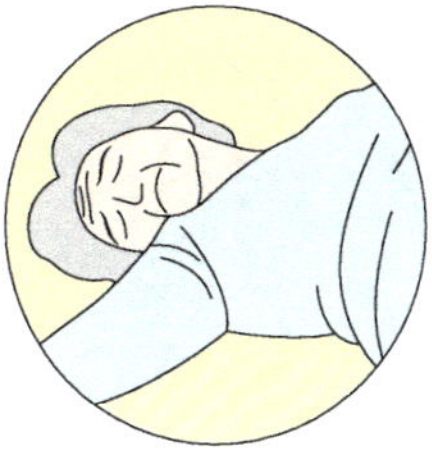

突然晕倒

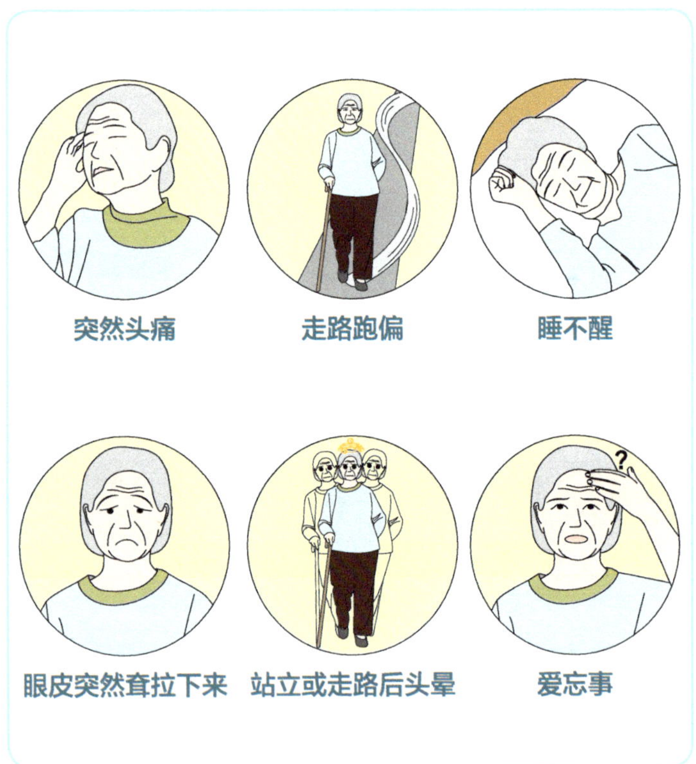
突然头痛
走路跑偏
睡不醒
眼皮突然耷拉下来
站立或走路后头晕
爱忘事

第七篇

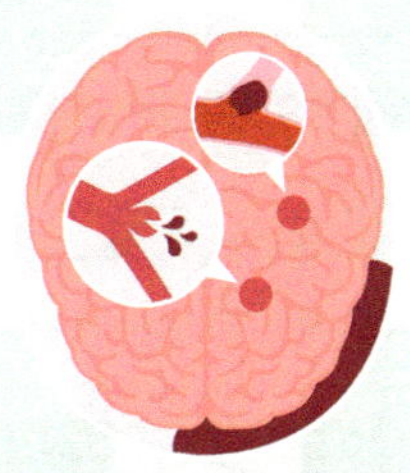

发生脑卒中怎么办?

牢记“中风 120”

“1 看、2 查、0（聆）听”

“1 看”看什么？

★ **看到一张不对称的脸：**脸左右不对称，口角歪斜。

★ **具体做法：**要求患者笑一下，看看患者嘴歪不歪。脑卒中患者会出现脸部不对称，患者也无法正常微笑。

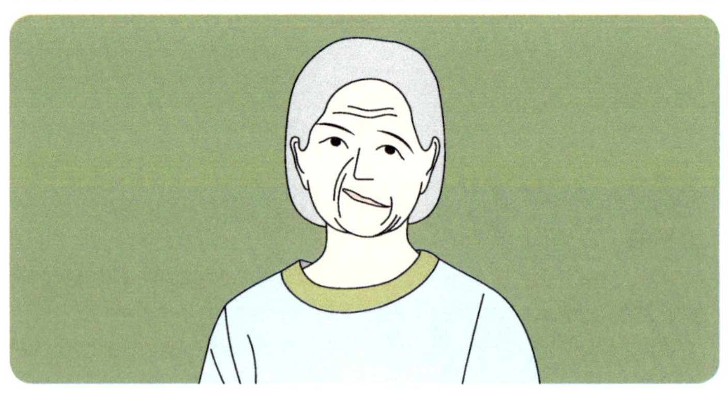

"2 查"查什么？

★ **查两只手臂是否有单侧无力：** 手臂突然无力或麻木，通常出现在身体一侧；两只手不能平行举起，单侧无力。

★ **具体做法：** 要求患者举起双手，看患者是否存在肢体麻木、无力的现象。

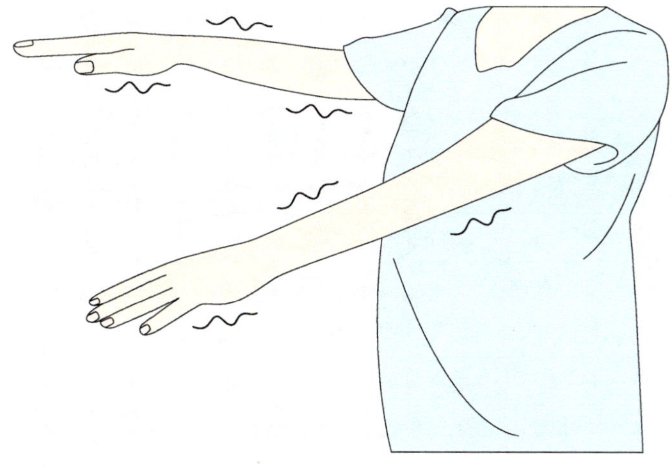

“O（聆）听”听什么？

★ **听说话是否清楚：**患者说话口齿不清，意思表达不清楚。

★ **具体做法：**请患者重复说一句话，看是否存在表达困难或者口齿不清。

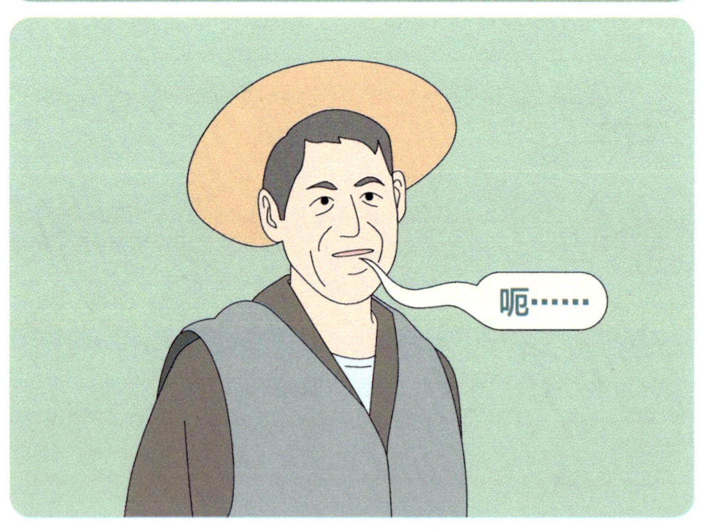

牢记急救电话“120”

如果出现“1 看、2 查、0（聆）听”中任意一个症状，要立即拨打“120”急救电话。

牢记急救电话“120”
关键时刻可以救命

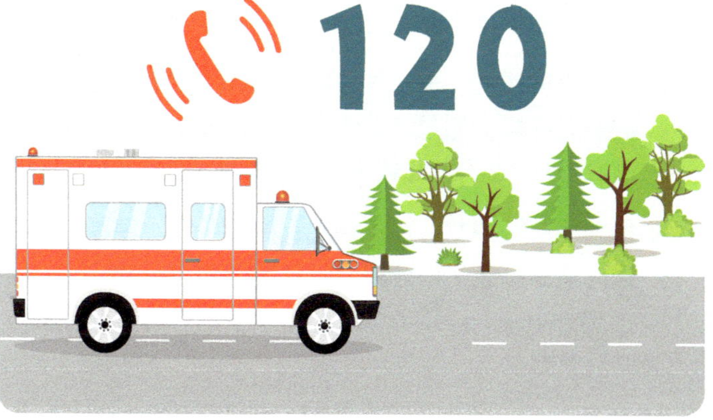

拨打“120”急救电话时要注意以下几点:

★ 保持冷静，通话要自然，尽量说普通话，等“120”调度人员询问完毕后再挂断电话。

★ 尽量准确地说出需要急救的患者的主要症状。

★ 配合调度人员问询，提供需要急救的患者的具体情况，如患者的年龄、性别、既往病史等。

★ 具体、准确地说出需要急救的患者的地址（如××区××街道××社区××小区××栋××层××号），最好能说出附近的一些标志性建筑。

★ 保持电话畅通。随时关注电话动态，如有来电一定要及时回复。如果急救人员暂时未能到达，一定要再次拨打“120”急救电话，与急救中心联系。

★ 提前接应救护车。在条件允许的情况下，患者家属最好指定小区门口或其他具有明显地理标志的位置接应救护车，以便急救人员尽快抵达患者所处位置开展救治。

脑卒中发生时的注意事项

发生脑卒中时，需要注意以下几点：

★ 不要随意搬动患者。

★ 解开患者上衣纽扣，松开患者腰带，并使患者头侧向一边。

★ 及时清除患者口腔分泌物，有条件的可以及时进行心肺复苏。

★ 搬抬患者时要求头高脚低，并用手轻轻托住病人头部。

★ 配合医生做好急救。

第八篇

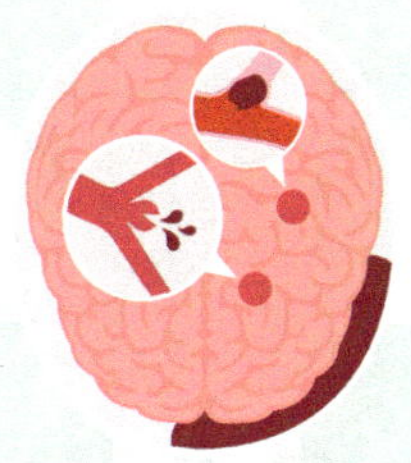

脑卒中怎么预防？

预防脑卒中要从小开始

从小应养成健康的饮食习惯。小孩子长期吃高脂肪和高糖分的食物，容易超重或肥胖，且容易引起动脉粥样硬化，对健康不利。

这样吃很不健康，会生病的！
妈妈，我也想天天吃炸鸡、汉堡。

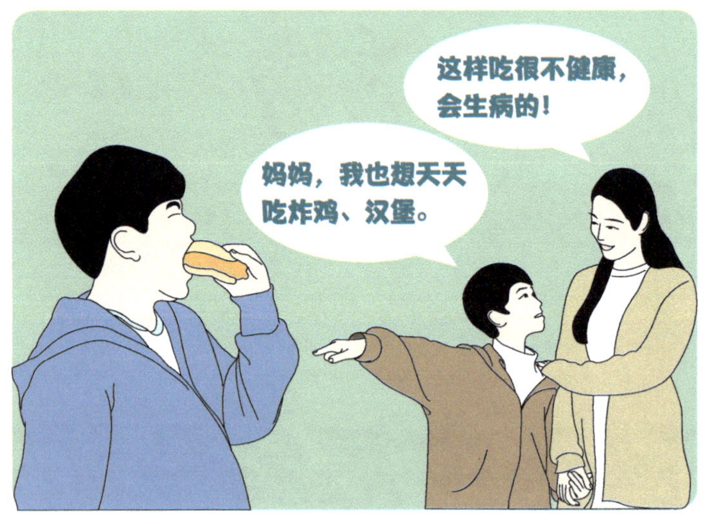

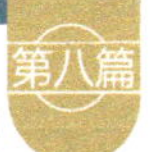

预防脑卒中要控制血压

血压正常者

35岁以上血压正常者每年应至少测量1次血压。

高血压患者

★ 应每月测量1次血压。

★ 应根据医生建议，积极采用降压药物治疗及非药物治疗。

★ 血压应控制在130/80 mmHg*以下。

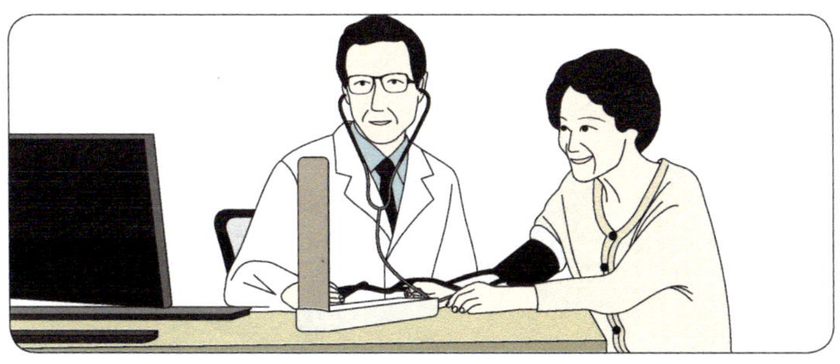

* 130/80 mmHg 指收缩压为 130 mmHg，舒张压为 80 mmHg。

预防脑卒中要控制血糖

★ 血糖正常者建议至少每 3 年测1次血糖。

★ 糖尿病患者应通过药物治疗及非药物治疗严格控制血糖。

★ 空腹血糖推荐控制在4.4 ~ 7.0 mmol/L，餐后血糖推荐控制在10.0 mmol/L以下。

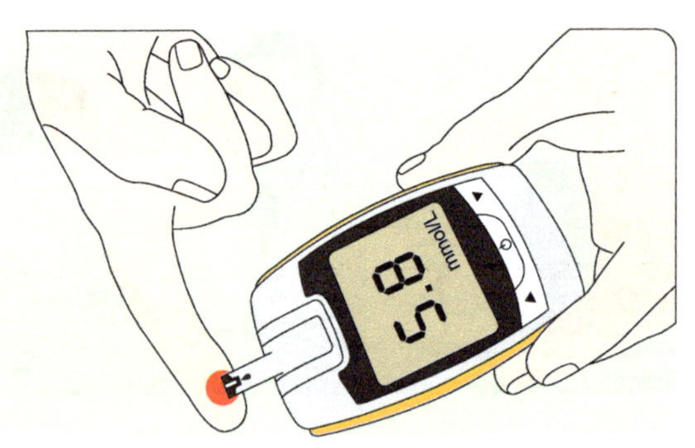

第八篇

预防脑卒中要控制血脂

★ 20岁以上的成年人至少每5年测1次血脂。

★ 40岁以上男性和绝经女性应每年测1次血脂。

★ 血脂异常者可以采用饮食治疗、药物调脂治疗，以及改善生活方式等方法控制血脂。

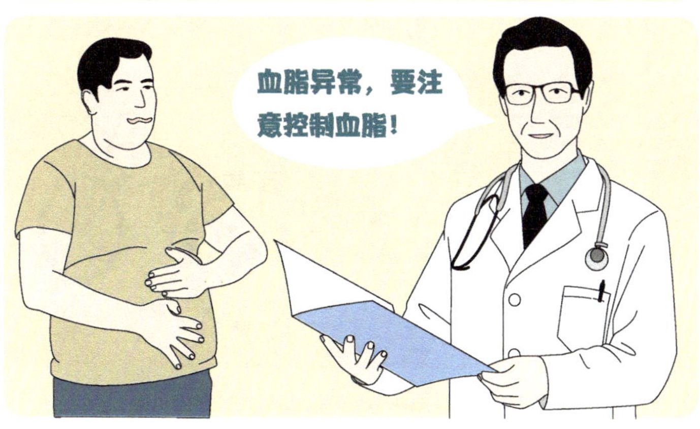

预防脑卒中要控制体重

★ 老年人、脑卒中高风险人群应参考医生建议进行运动。

★ 健康成年人建议每周进行3～4次有氧运动，每次持续40分钟左右，如快走、慢跑、骑自行车等。

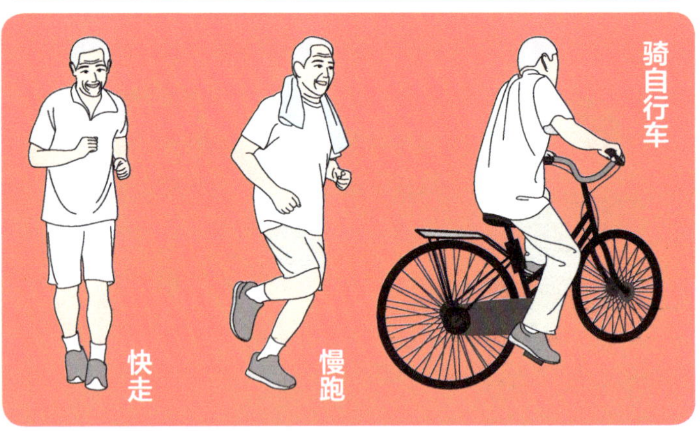

⚠ 要结合自己的身体情况，选择适合自己的运动方式！！！

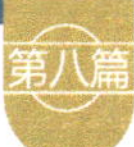

预防脑卒中要戒烟、限酒

戒 烟

★ 吸烟者戒烟。

★ 不吸烟者避免被动吸烟。

限 酒

★ 饮酒者应减少饮酒量或戒酒。

★ 不饮酒者建议保持不饮酒。

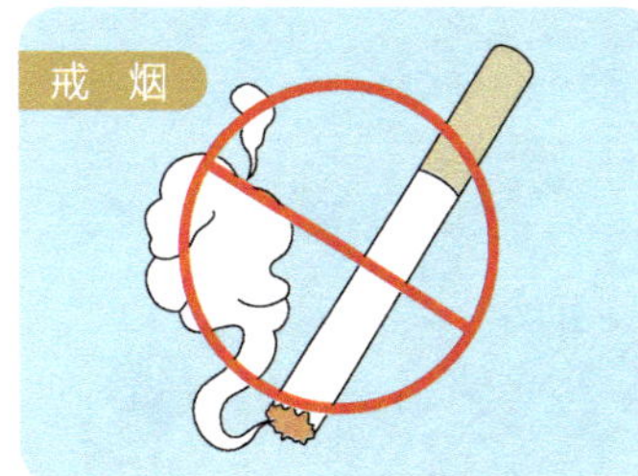

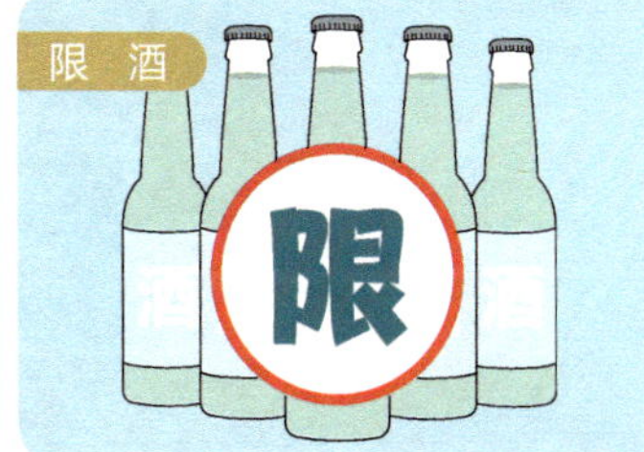

预防脑卒中要合理饮食

★ 饮食种类应多样化。

★ 少油少盐很重要，糖的摄入要适量。

★ 多吃水果、蔬菜，多喝牛奶。

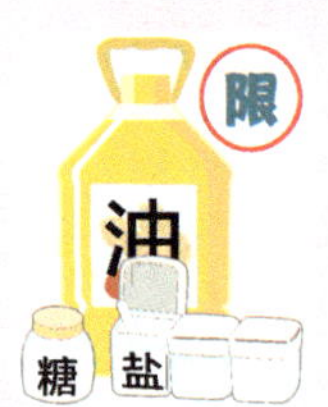

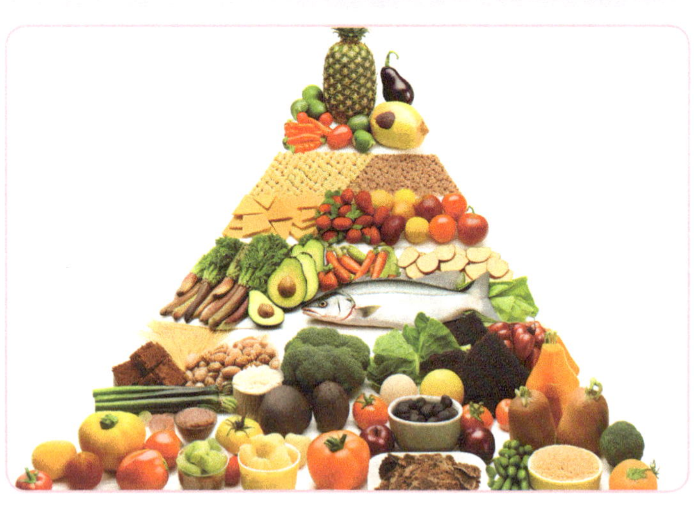

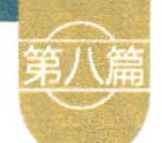

预防脑卒中的其他注意事项

★ 秋冬季节，注意防寒保暖，预防脑卒中。

★ 保持心态平和、情绪稳定。

★ 防止过度劳累。

★ 定期体检。

★ 避免久坐。

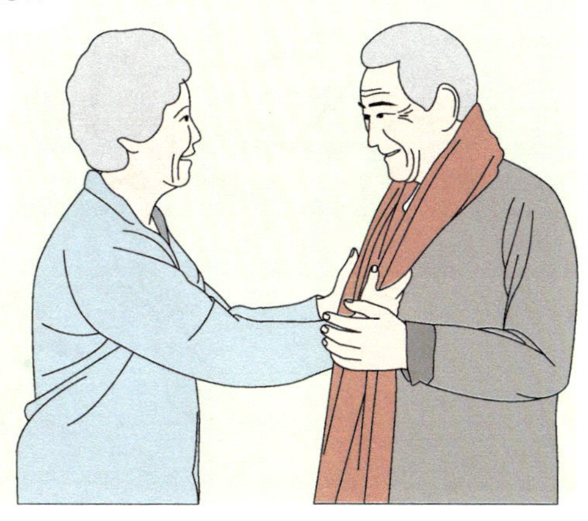

如果出现脑卒中预警信号或经筛查发现血管病变，要及时就医，积极开展药物治疗、外科手术治疗、介入治疗，预防脑卒中的发生。

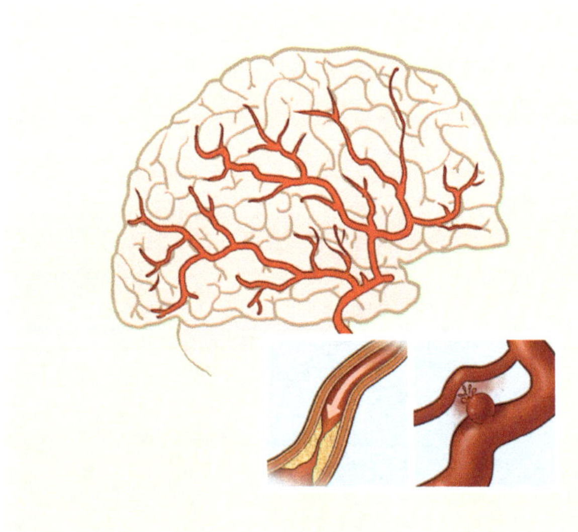

第九篇

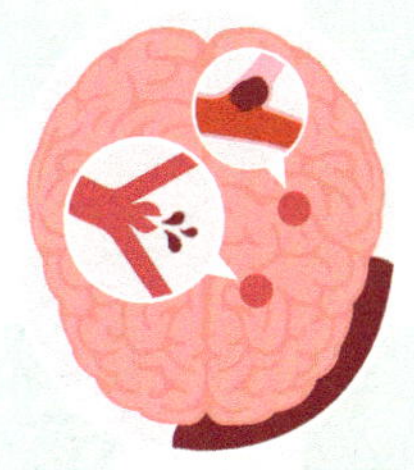

脑卒中患者能康复吗？

康博士，脑卒中患者能康复吗？

很多脑卒中患者在医生的指导下积极开展治疗，并注意功能锻炼，培养良好的生活方式，最终是可以完全康复的。

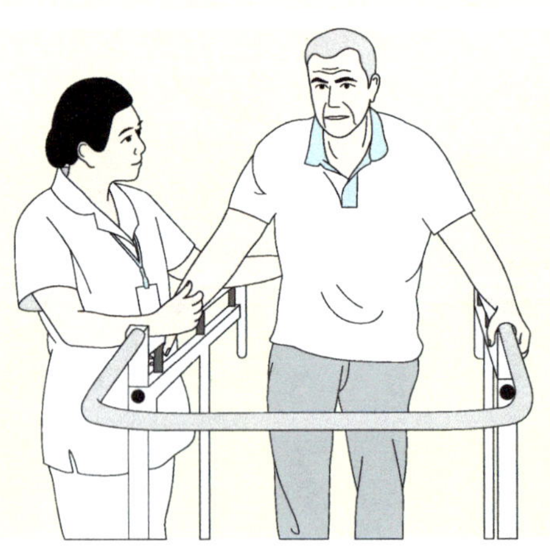

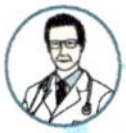

此外，良好的家属护理也有利于患者康复。家属在给脑卒中患者进行护理时要注意以下几点：

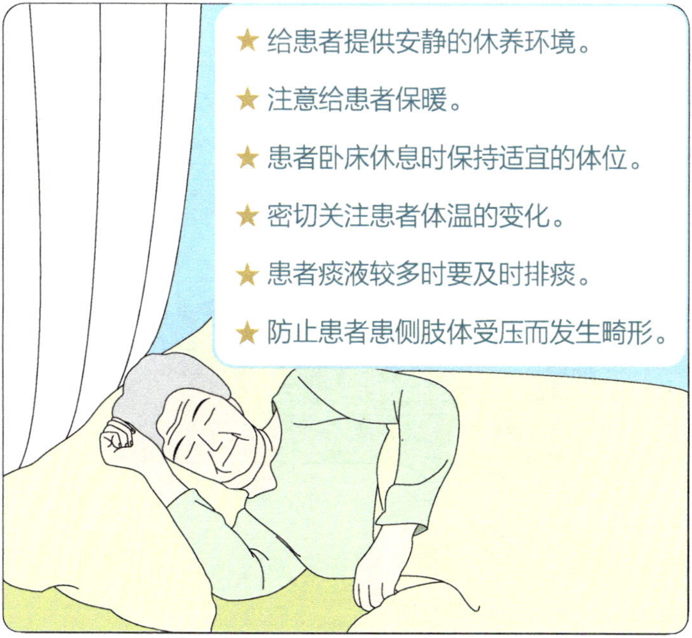

★ 给患者提供安静的休养环境。

★ 注意给患者保暖。

★ 患者卧床休息时保持适宜的体位。

★ 密切关注患者体温的变化。

★ 患者痰液较多时要及时排痰。

★ 防止患者患侧肢体受压而发生畸形。

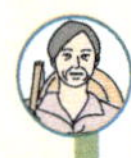

脑卒中患者康复后有什么需要特别注意的吗?

特别要提醒的是，如果不注意预防，脑卒中还会复发，特别是在发病后1~2年内。因此，患者康复后一定要注意保持健康的生活习惯。

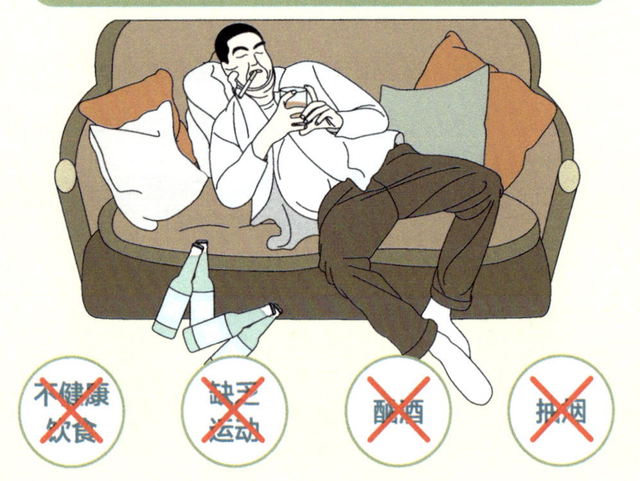